Na sowas!

Mit Fotografien von Ralph Wagner
und Illustrationen von Silvia Braunmüller

Herzlichen Glückwunsch zur Geburt

von

Pattloch

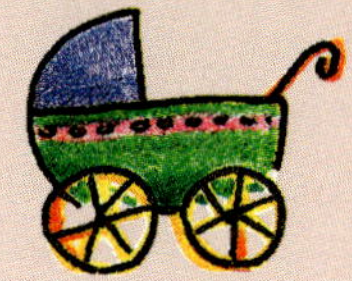

Und jedem Anfang
wohnt ein Zauber inne,
der uns beschützt
und der uns hilft, zu leben.

Hermann Hesse

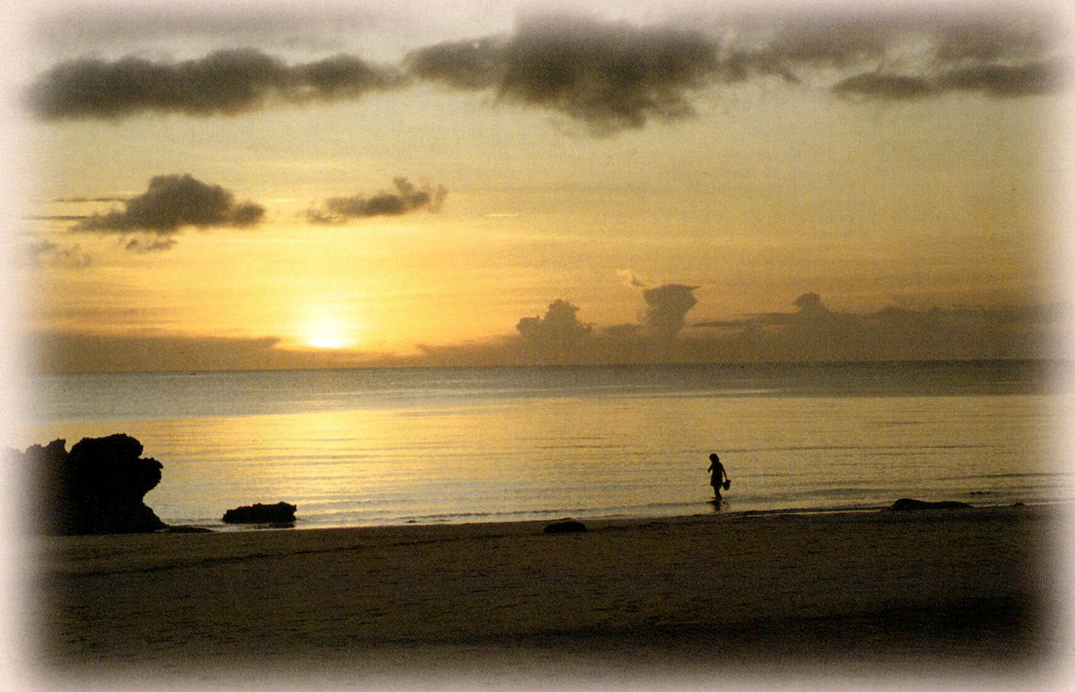

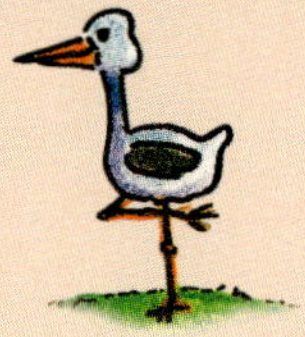

Geboren wird nicht nur
das Kind durch die Mutter,
sondern auch
die Mutter durch das Kind.

Gertrud von le Fort

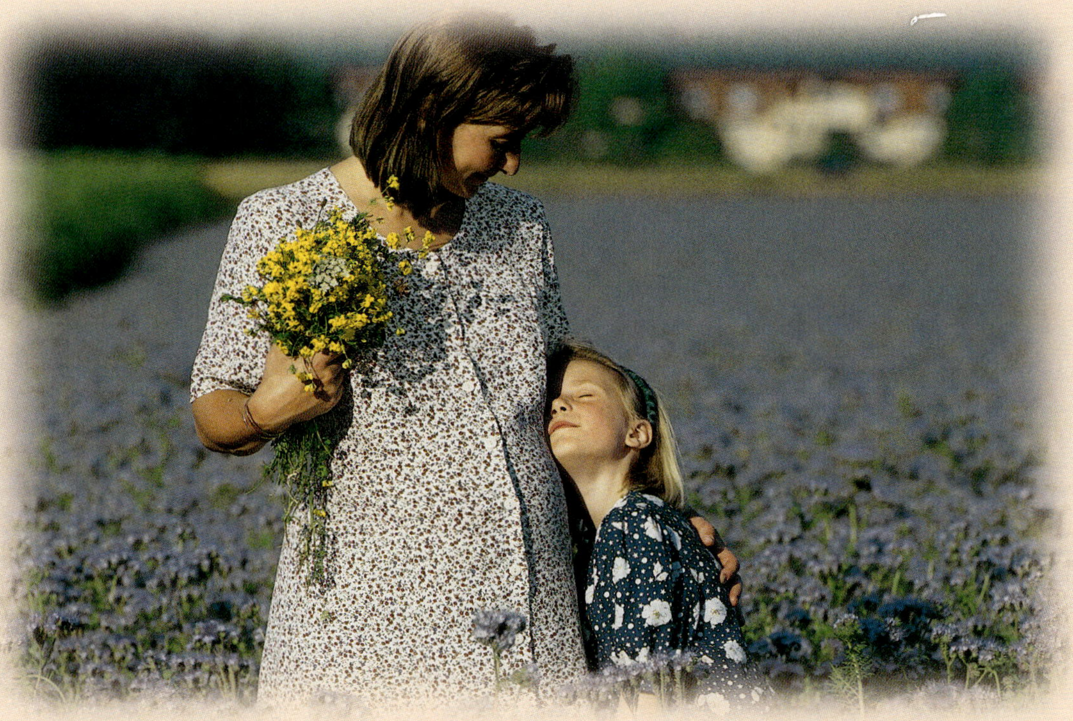

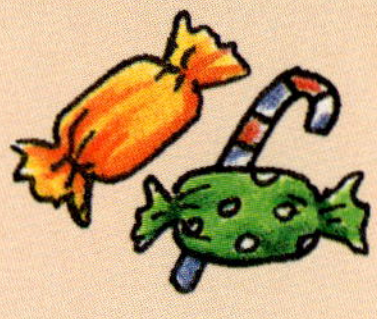

Was ein Kind braucht

Wenn ein Kind geboren ist,
braucht es eine Wohnung,
Kleider, eine Spielzeugkist,
Bonbons als Belohnung,
Murmeln und ein eigenes Bett,
einen Kindergarten,
Bücher und ein Schaukelbrett,
Tiere aller Arten,
Wälder, Wiesen, eine Stadt,
Sommer, Regen, Winter,
Flieger, Schiffe und ein Rad,
viele andre Kinder,
einen Mann, der Arbeit hat,
eine kluge Mutter,
Länder, wo es Frieden hat
und auch Brot und Butter.
Wenn ein Kind nichts davon hat
kann's nicht menschlich werden.
Daß ein Kind das alles hat,
sind wir auf der Erden.

Peter Maiwald

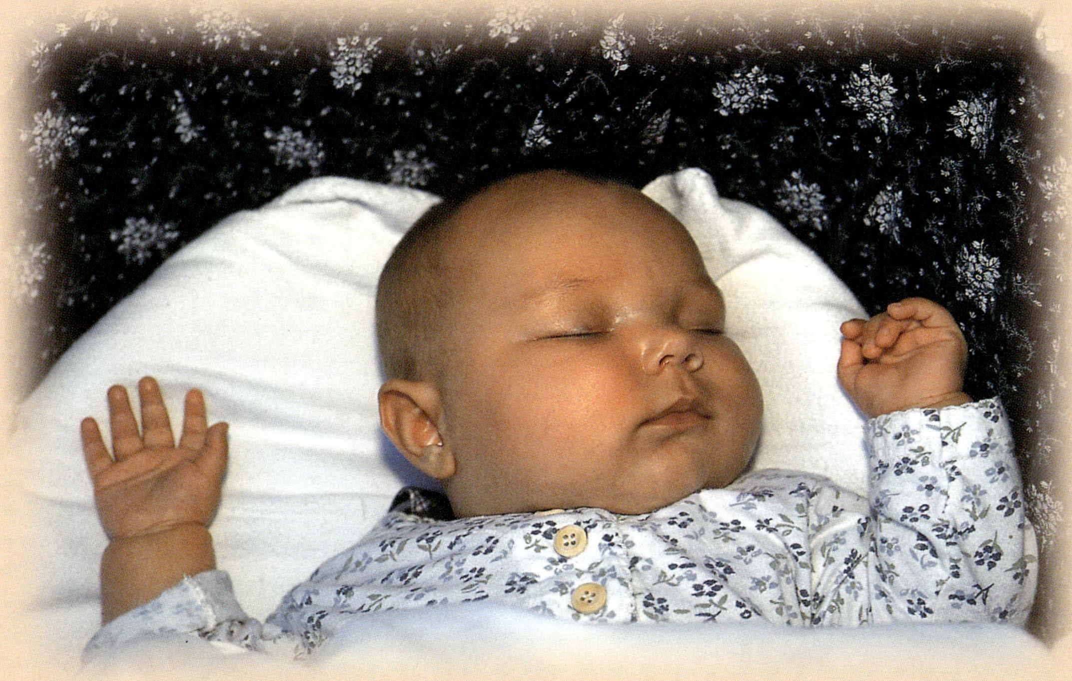

Das Juwel des Himmels
ist die Sonne,
das Juwel des Hauses
ist das Kind.

Aus China

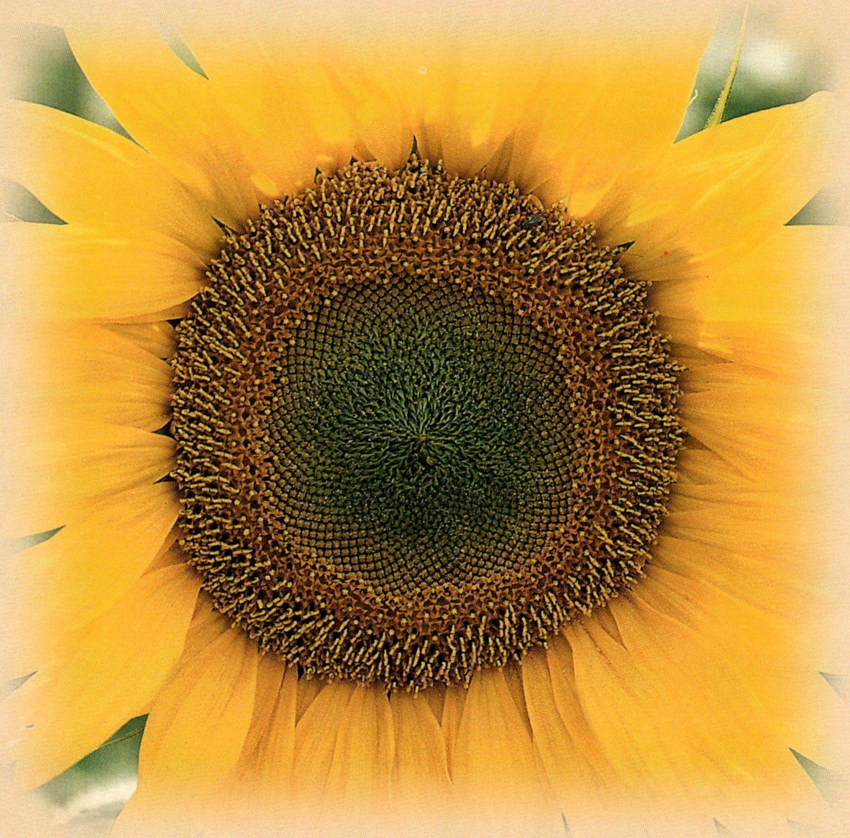

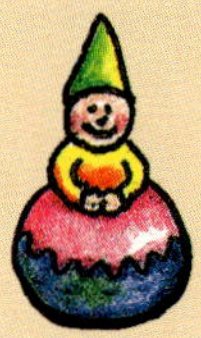

Aus dem Mund der Kinder und Säuglinge
schaffst du dir Lob,
deinen Gegnern zum Trotz;
deine Feinde und Widersacher müssen verstummen.
Seh' ich den Himmel, das Werk deiner Finger,
Mond und Sterne, die du befestigt:
Was ist der Mensch, daß du an ihn denkst,
des Menschen Kind, daß du dich seiner annimmst?
Du hast ihn nur wenig geringer gemacht als Gott,
hast ihn mit Herrlichkeit und Ehre gekrönt.

Aus Psalm 8

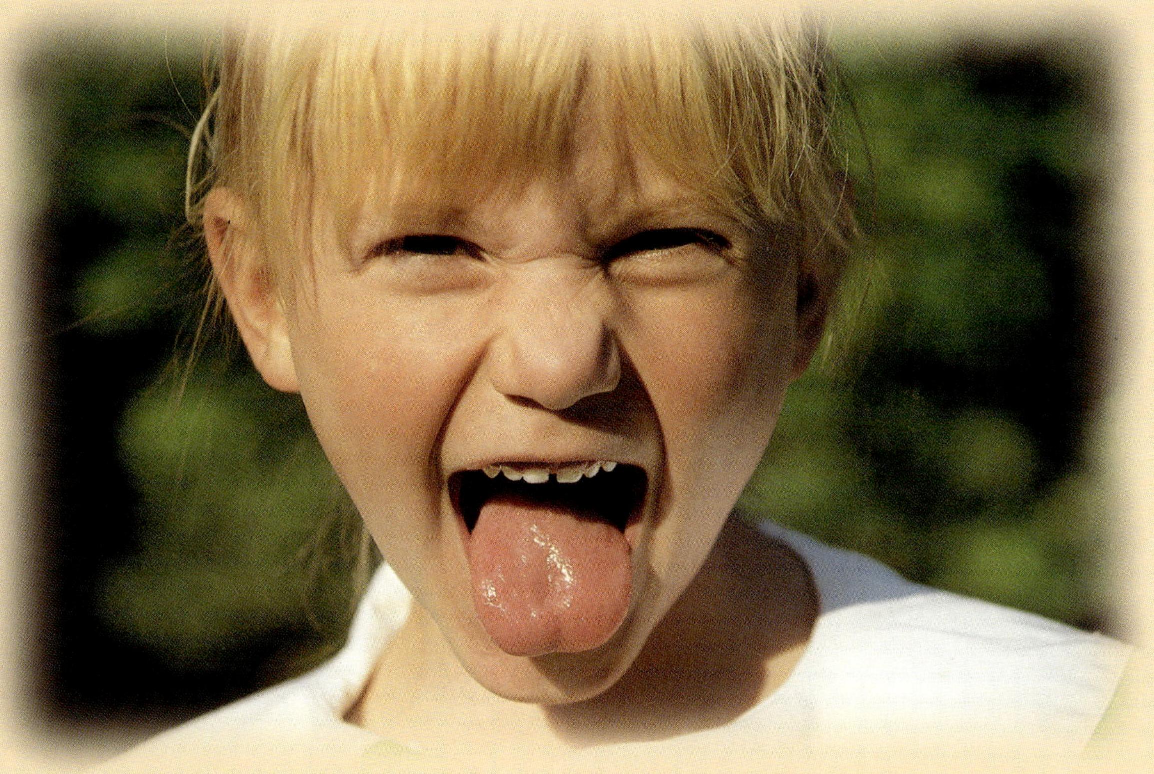

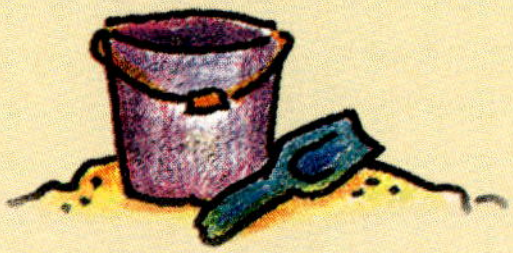

Kindersand

Das Schönste für Kinder ist Sand.
Ihn gibt's immer reichlich.
Er rinnt unvergleichlich
Zärtlich durch die Hand.

Weil man seine Nase behält,
Wenn man auf ihn fällt,
Ist er so weich.
Kinderfinger fühlen,
Wenn sie in ihm wühlen,
Nichts und das Himmelreich.

Denn kein Kind lacht
Über gemahlene Macht.

Joachim Ringelnatz

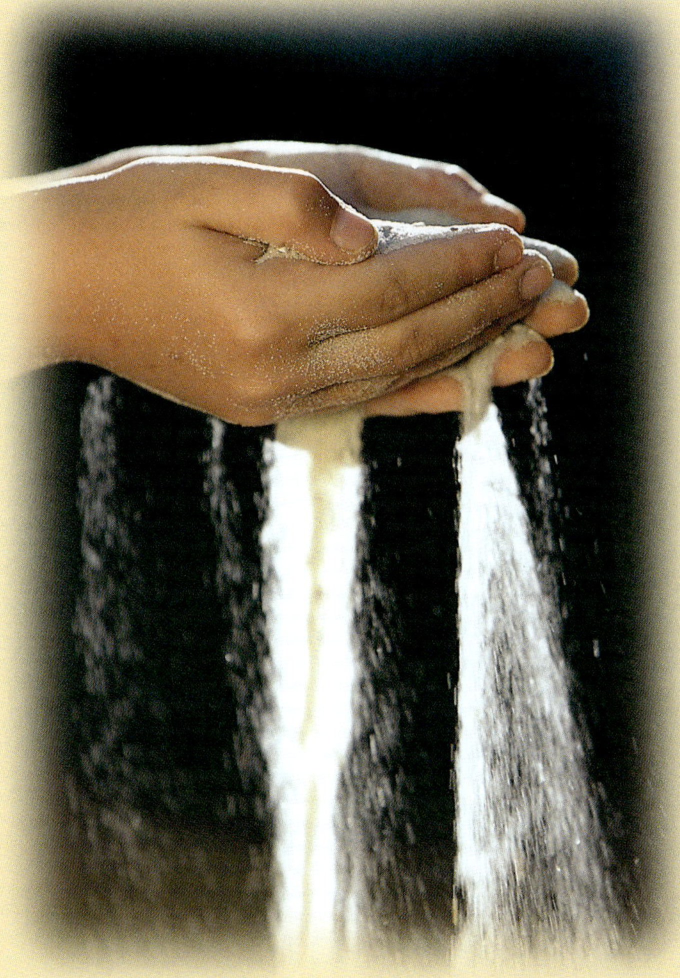

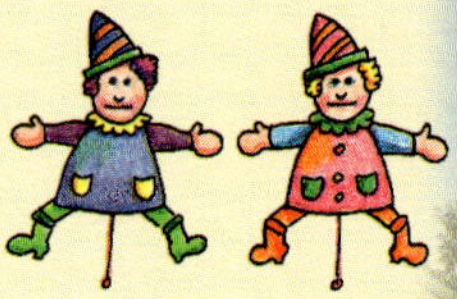

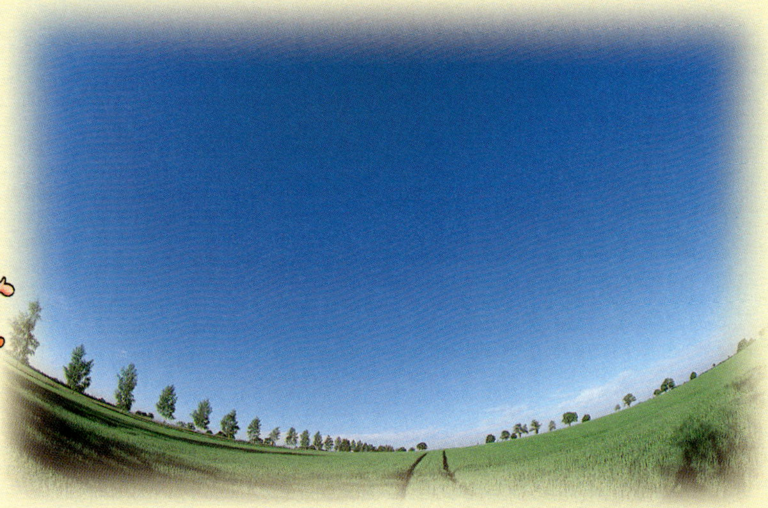

Darum liebe ich die Kinder,
weil sie die Welt und sich selbst
noch im schönen Zauberspiegel
ihrer Phantasie sehen.

Theodor Storm

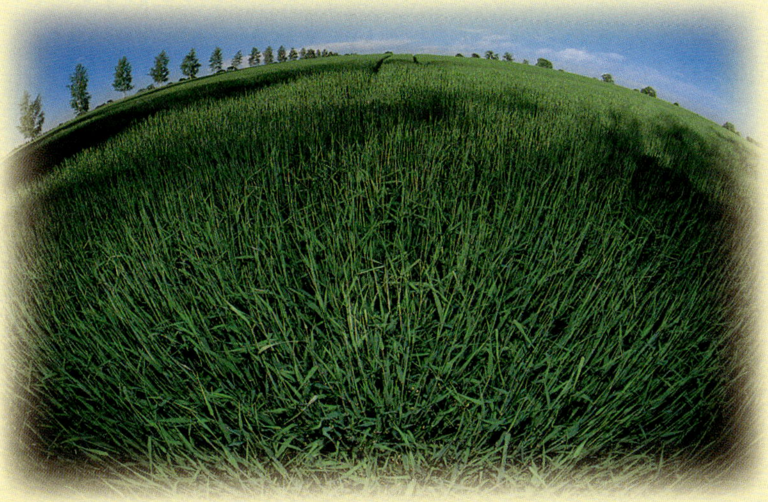

Kinderzeichnung

Du hattest ein viereck gemalt,
darüber ein dreieck,
darauf (an die seite) zwei striche mit rauch –
fertig war
DAS HAUS

Man glaubt gar nicht,
was man alles
nicht braucht

Reiner Kunze

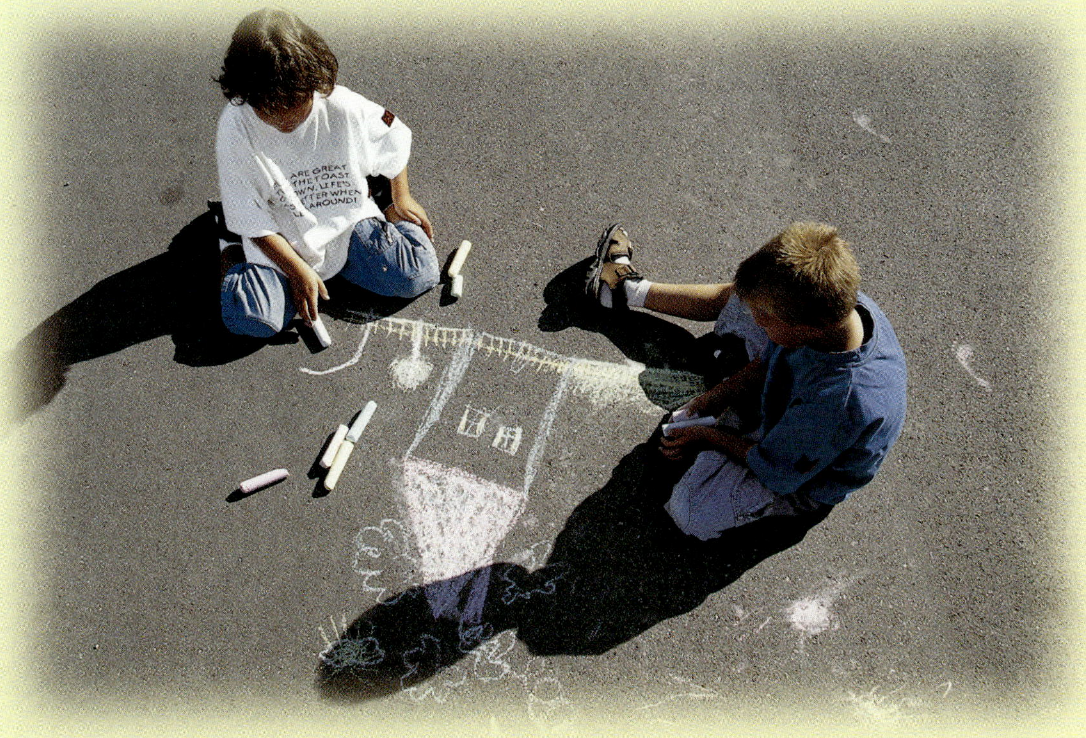

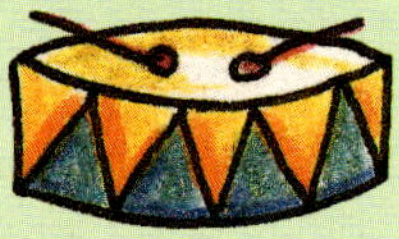

Spielende Kinder
sind lebendig gewordene Freuden.

Friedrich Hebbel

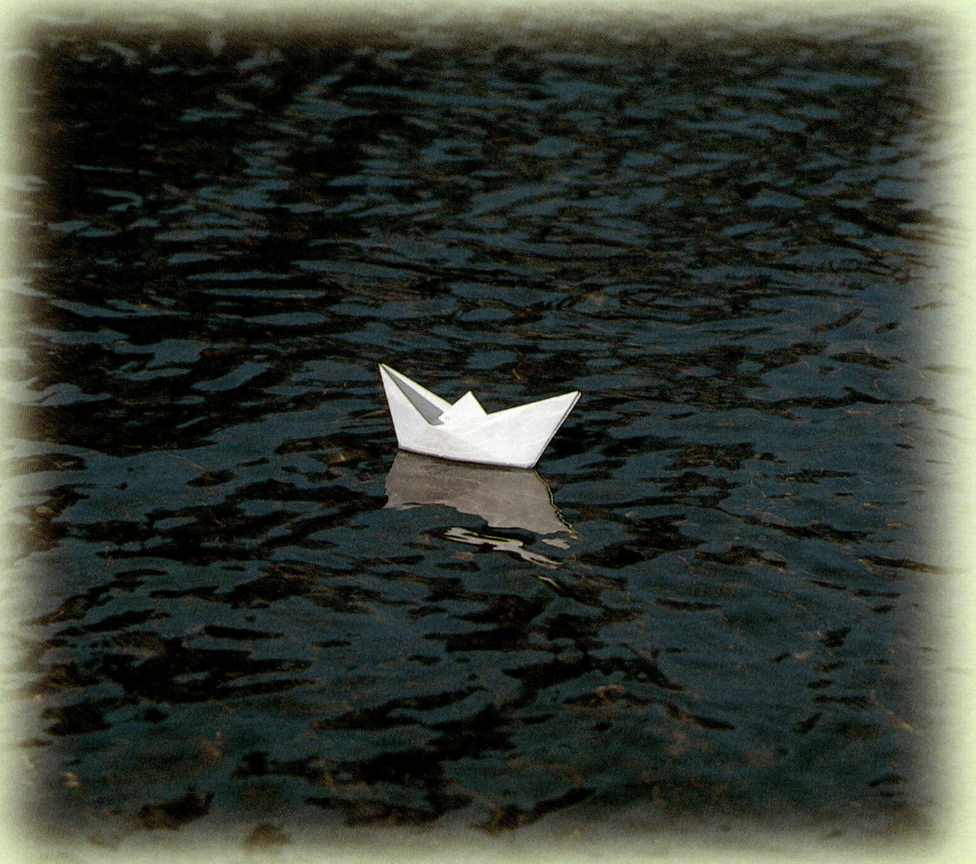

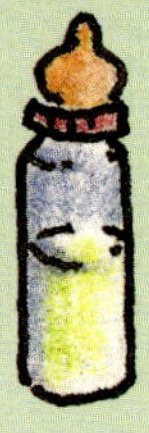

Die Liebe des Kindes
ist die beste Nahrung der Mutter.

Aus Afrika

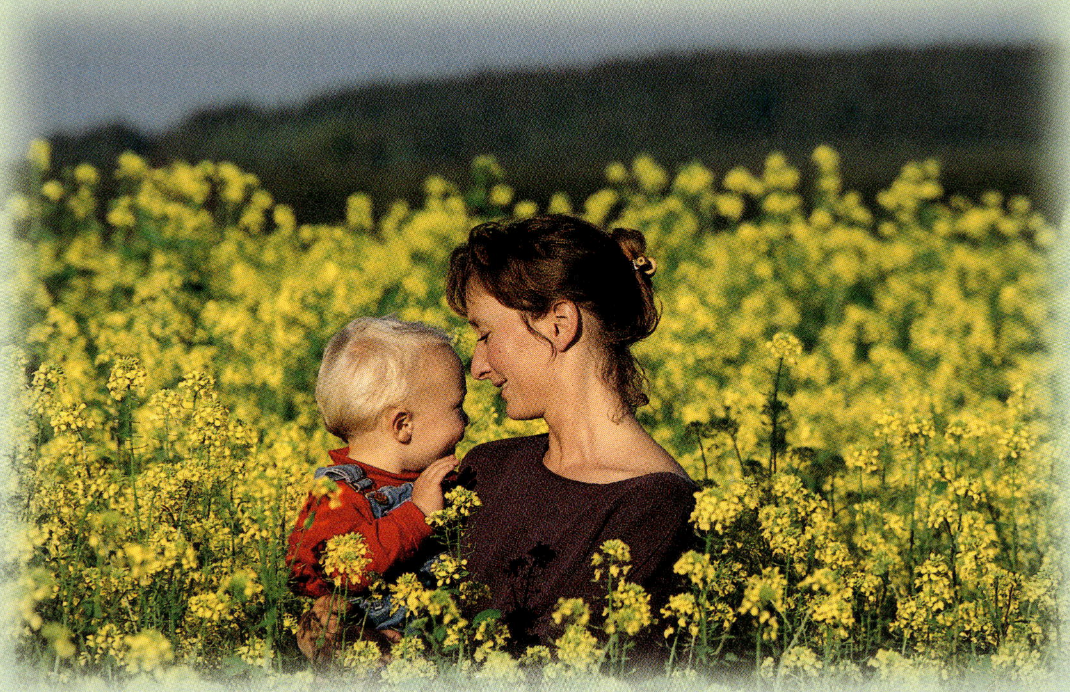

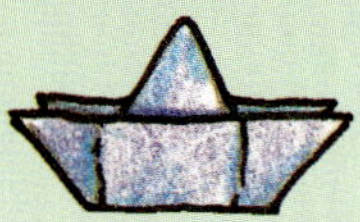

Die Schaukel

Wie schön sich zu wiegen,
Die Luft zu durchfliegen
Am blühenden Baum!
Bald vorwärts vorüber,
Bald rückwärts hinüber, –
Es ist wie ein Traum!

Die Ohren, sie brausen,
Die Haare, sie sausen
Und wehen hintan!
Ich schwebe und steige
Bis hoch in die Zweige
Des Baumes hinan.

Wie Vögel sich wiegen,
sich schwingen und fliegen
Im luftigen Hauch:
Bald hin und bald wider,
Hinauf und hernieder,
So fliege ich auch!

Heinrich Seidel

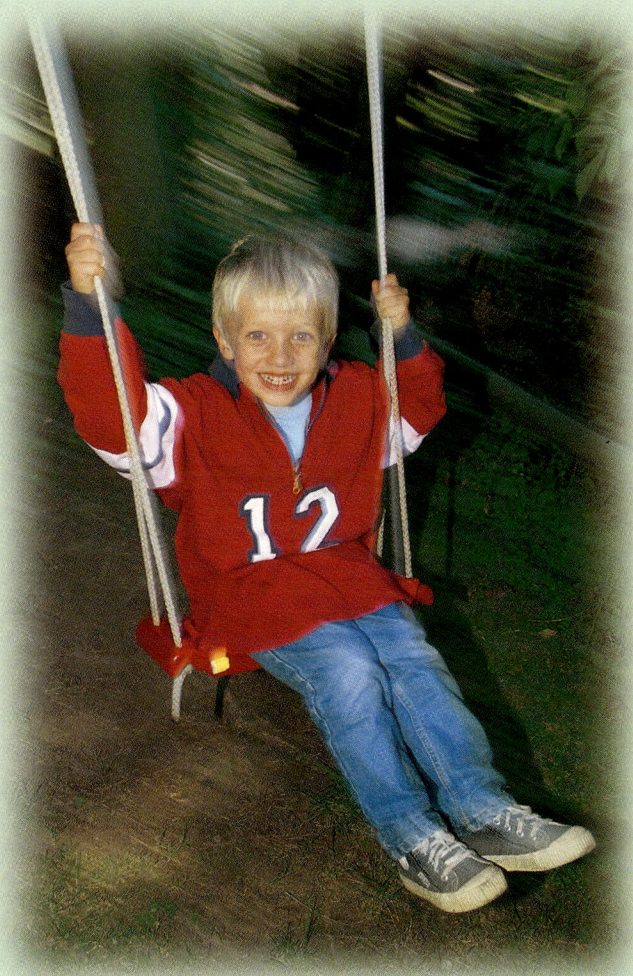
12

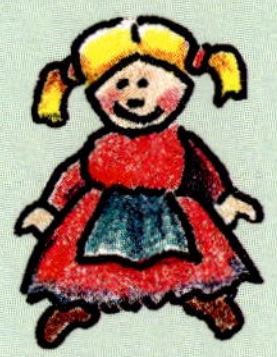

Kinder sind nicht nur
freundliche Lichtstrahlen des Himmels,
sondern auch ernste Fragen
aus der Ewigkeit.

Friedrich Schleiermacher

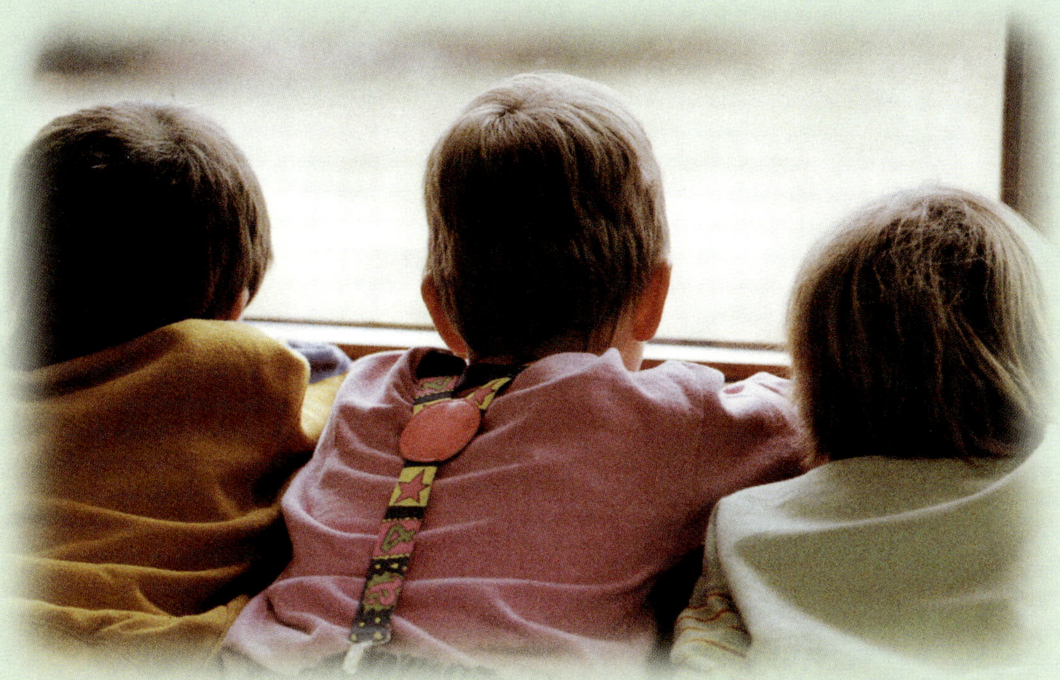

Kinder

Sind so kleine Hände,
winz'ge Finger dran.
Darf man nie drauf schlagen,
die zerbrechen dann.

Sind so kleine Füße
mit so kleinen Zeh'n
Darf man nie drauf treten,
könn' sie sonst nicht geh'n.

Sind so kleine Ohren scharf,
und ihr erlaubt.
Darf man nie zerbrüllen,
werden davon taub.

Sind so schöne Münder,
sprechen alles aus.
Darf man nie verbieten,
kommt sonst nichts mehr raus.

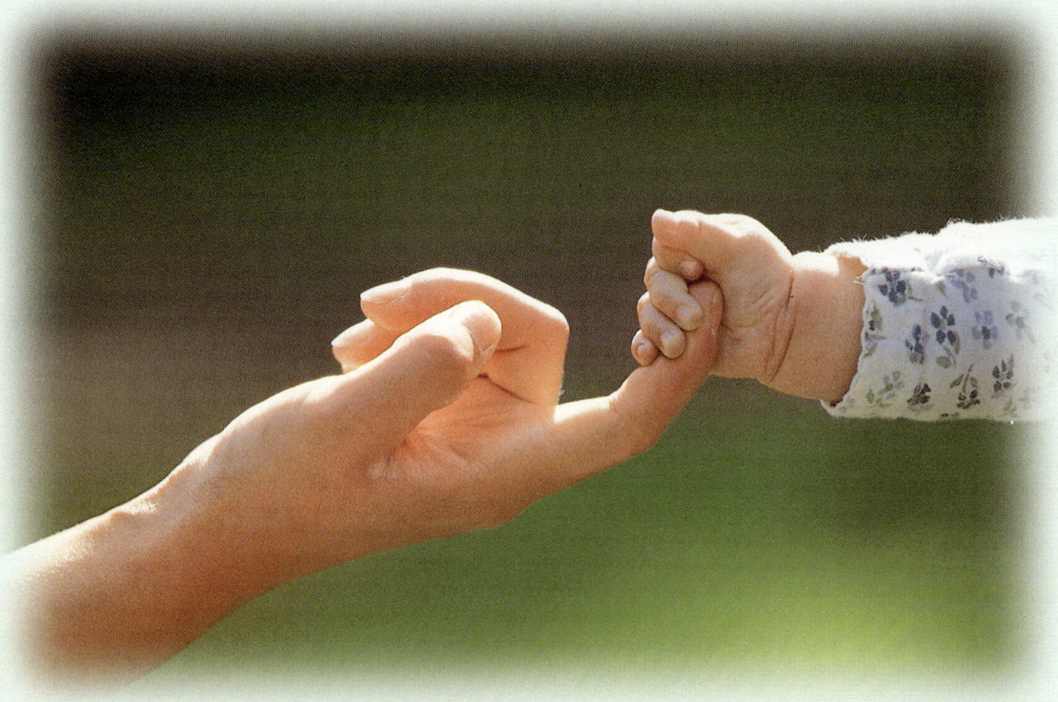

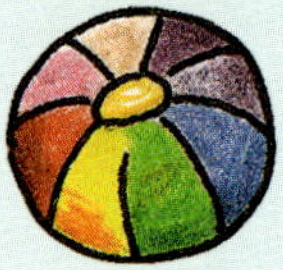

Sind so klare Augen
die noch alles sehn.
Darf man nie verbinden,
könn' sie nichts verstehn.

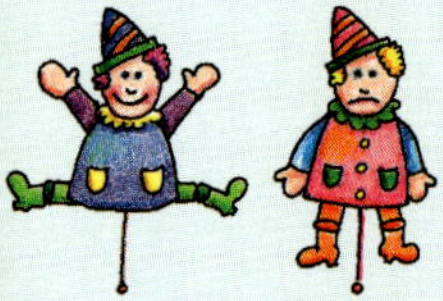

Sind so kleine Seelen,
offen und ganz frei.
Darf man niemals quälen,
geh'n kaputt dabei.

Ist so'n kleines Rückgrat,
sieht man fast noch nicht.
Darf man niemals beugen,
weil es sonst zerbricht.

Grade, klare Menschen
wär'n ein schönes Ziel.
Leute ohne Rückgrat
hab'n wir schon zuviel.

Bettina Wegner

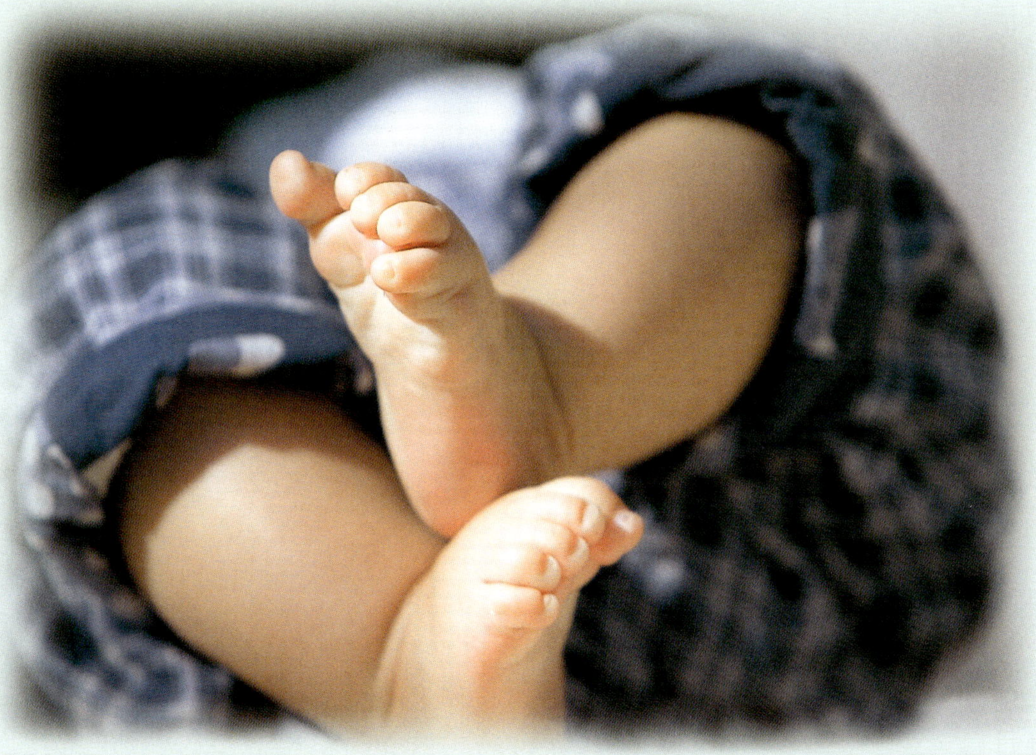

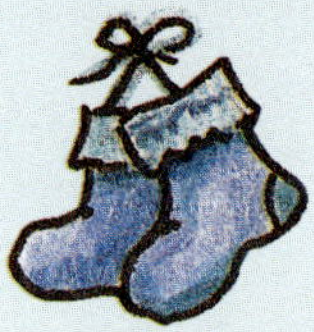

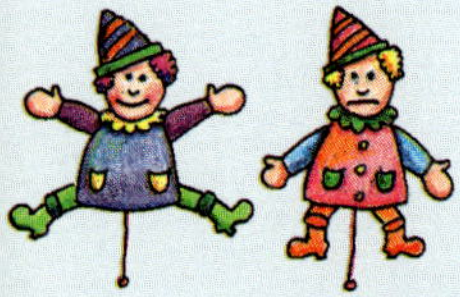

Kinder und Uhren
dürfen nicht ständig aufgezogen werden;
man muß sie auch gehen lassen.

Jean Paul

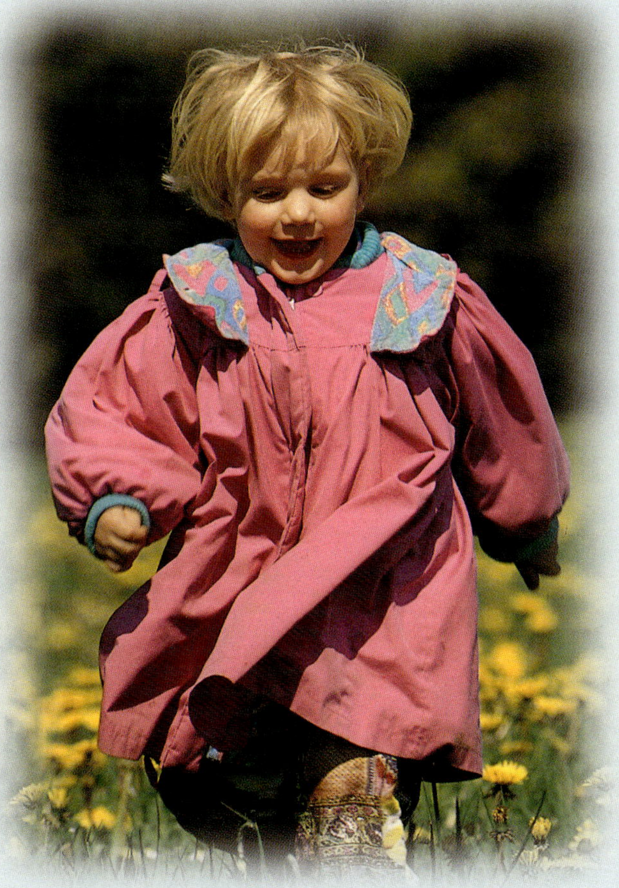

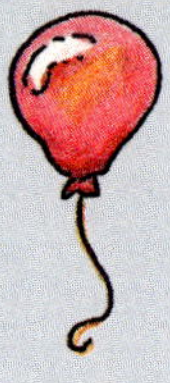

Von den Kindern

Eure Kinder sind nicht eure Kinder.
Sie sind die Söhne und Töchter der Sehnsucht
des Lebens nach sich selber.
Sie kommen durch euch, aber nicht von euch,
Und obwohl sie mit euch sind,
gehören sie euch doch nicht.
Ihr dürft ihnen eure Liebe geben,
aber nicht eure Gedanken,
denn sie haben ihre eigenen Gedanken.
Ihr dürft ihren Körpern ein Haus geben,
aber nicht ihren Seelen,
Denn ihre Seelen wohnen im Haus von morgen,
das ihr nicht besuchen könnt,
nicht einmal in euren Träumen.
Ihr dürft euch bemühen, wie sie zu sein,
aber versucht nicht, sie euch ähnlich zu machen.

Khalil Gibran

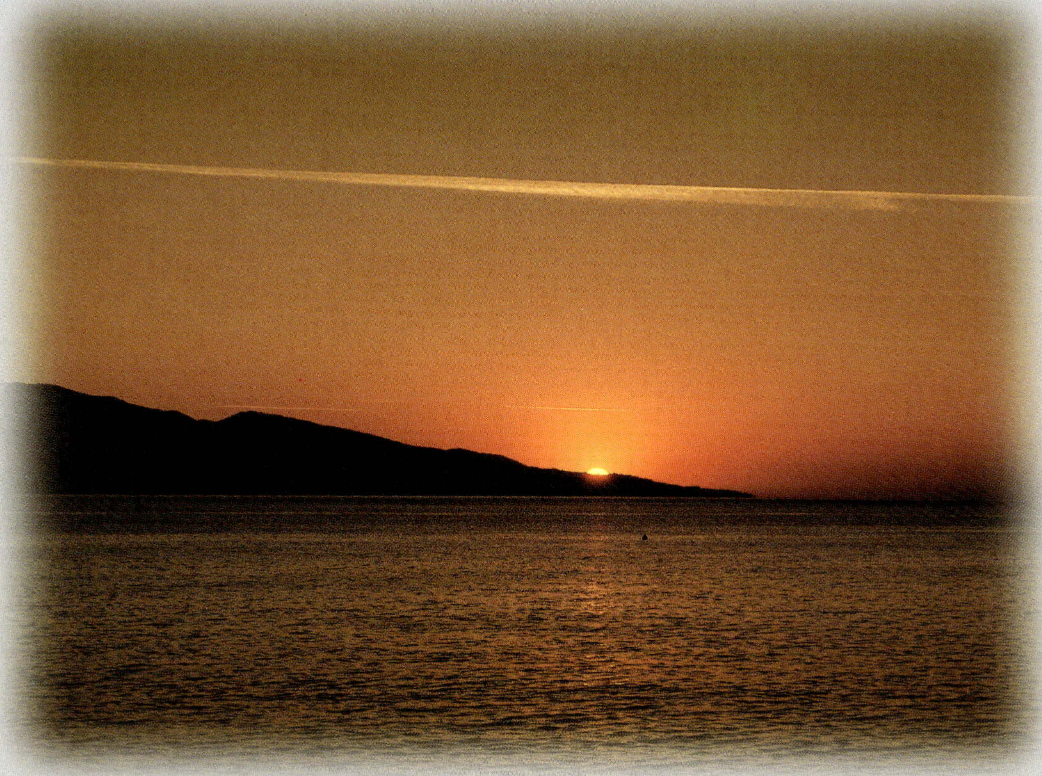

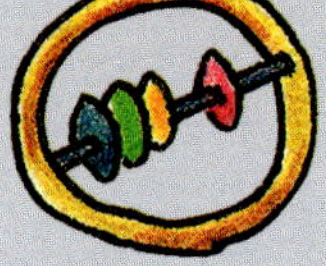

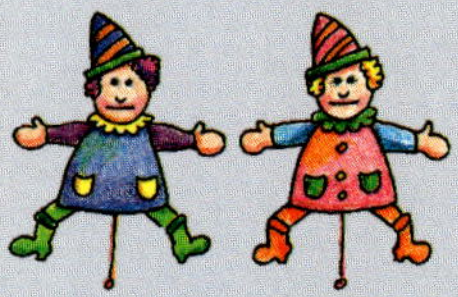

Solange die Kinder klein
sind, gib ihnen Wurzeln;
sind sie älter geworden,
gib ihnen Flügel.

Aus Indien

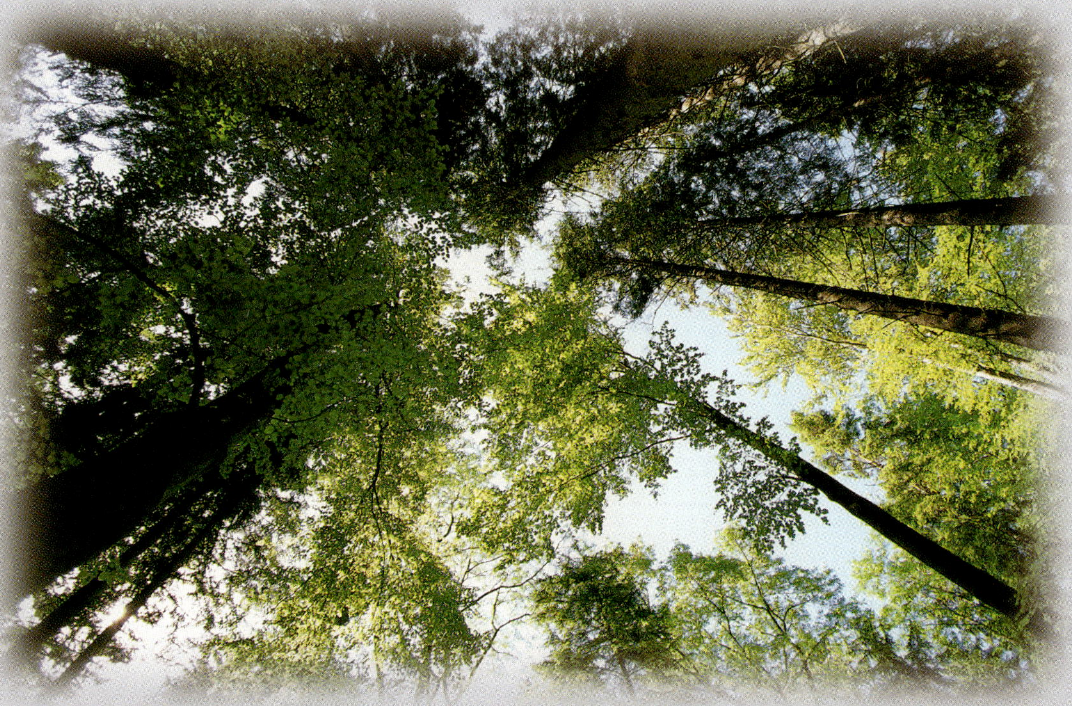

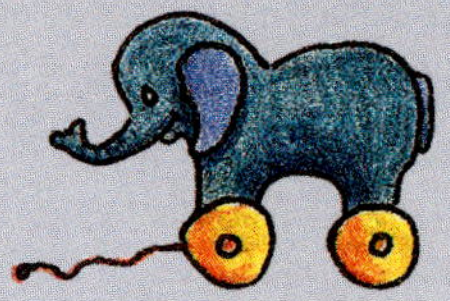

Kinder müssen mit den
Erwachsenen viel Geduld haben.

Antoine de Saint-Exupéry

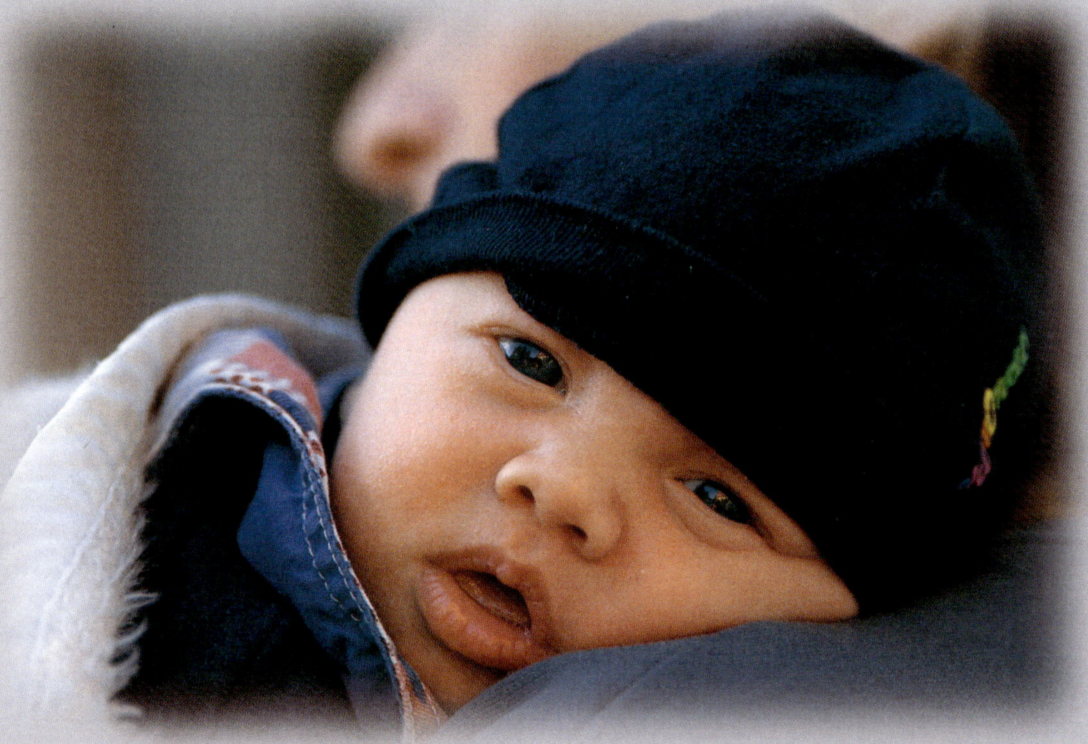

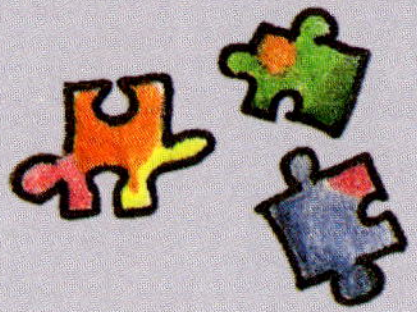

Das Leben der Eltern ist das Buch,
in dem die Kinder lesen.

Aurelius Augustinus

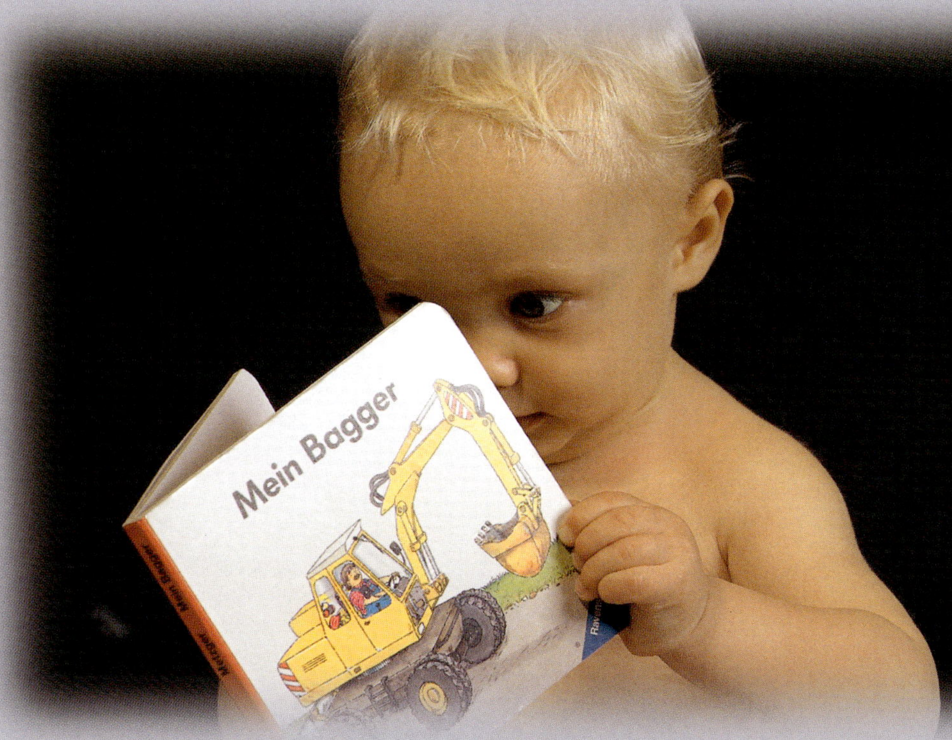
Mein Bagger

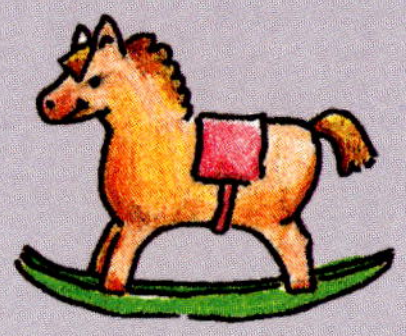

Katharina

Katharina, Katherine
schrieb auf einer Schreibmaschine
nachts um zwölf, als alles schlief,
an die Eltern einen Brief:

Sagt mir einmal, warum dürfen
große Leute Suppe schlürfen?
Warum dürfen sie laut gähnen,
warum stochern sie in Zähnen,
weshalb dürfen sie in Ohren
mit dem kleinen Finger bohren?
Warum darf ich's aber nicht?
Warum habe ich die Pflicht,
einem Musterkind zu gleichen
Fragezeichen

Hans Manz

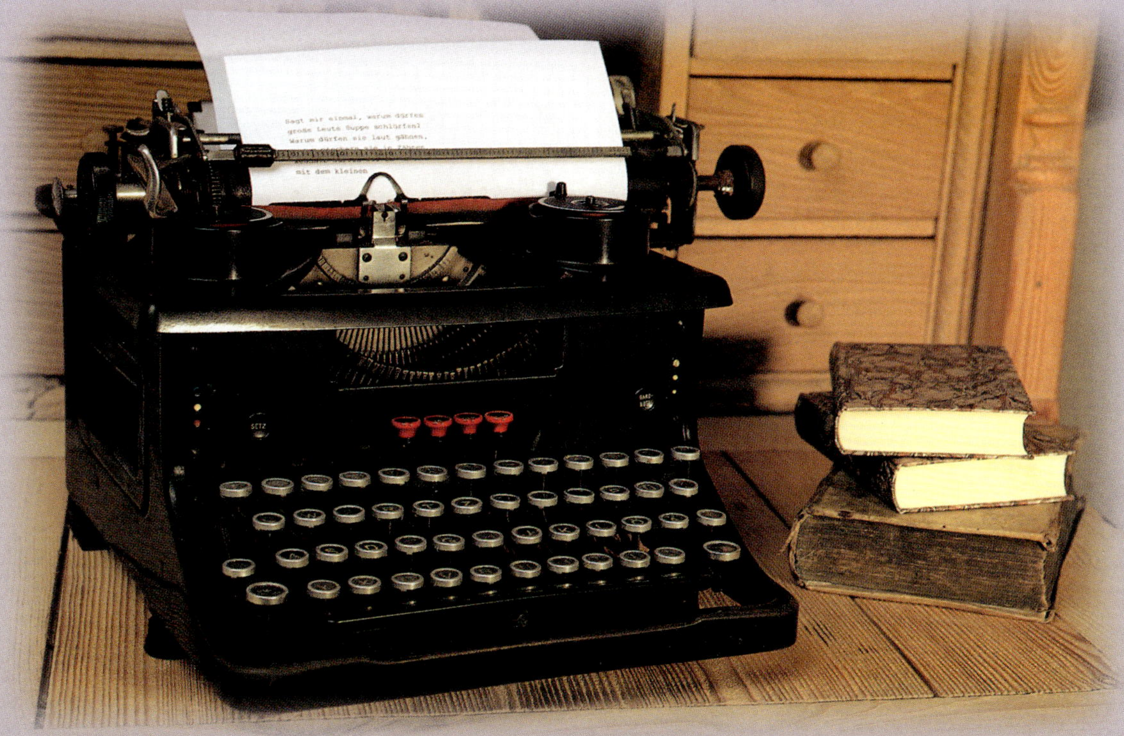
Sagt mir einmal, warum dürfen
große Leute Suppe schlürfen!
Warum dürfen sie laut gähnen,
mit dem kleinen

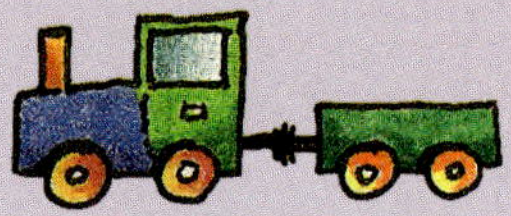

Denn wir können die Kinder
nach unserem Sinne nicht formen;
so wie Gott sie uns gab,
so muß man sie haben und lieben,
sie erziehen aufs beste und
jeglichen lassen gewähren,
denn das eine hat die,
die anderen andere Gaben.
Jedes braucht sie und jedes doch
nur auf eigene Weise gut und glücklich.

Johann Wolfgang von Goethe

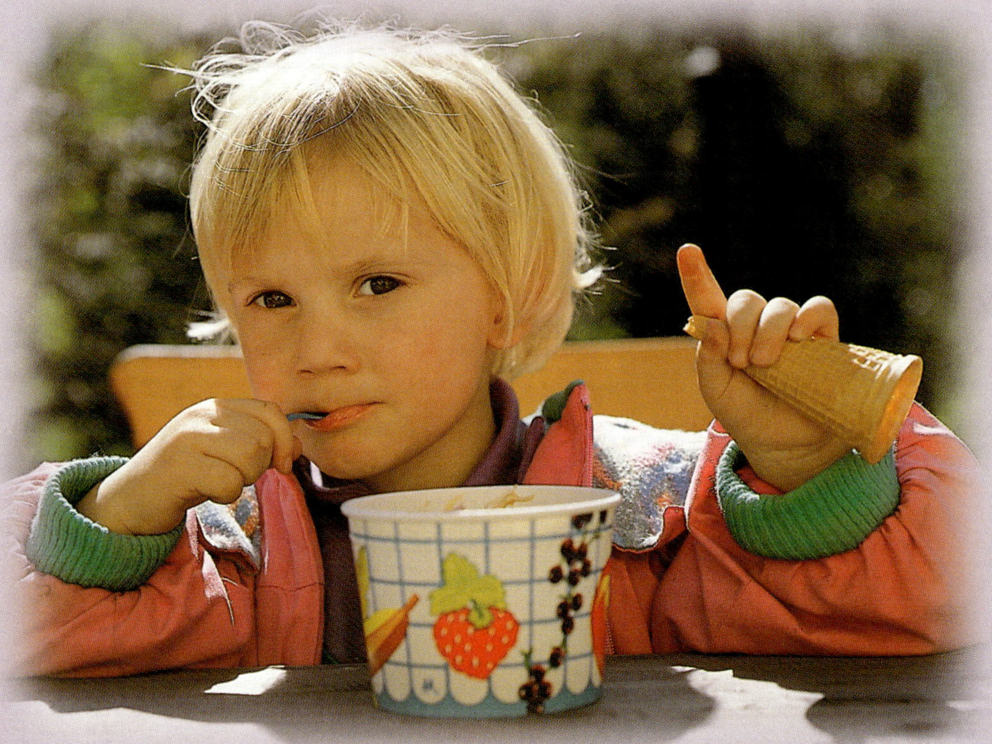

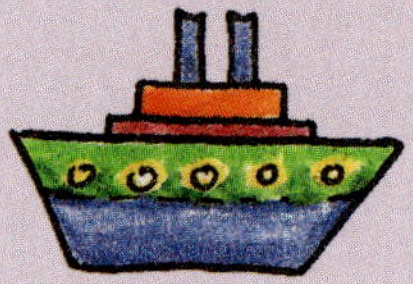

Drei Dinge
sind uns aus dem Paradies geblieben:
Sterne, Blumen und Kinder.

Dante Alighieri

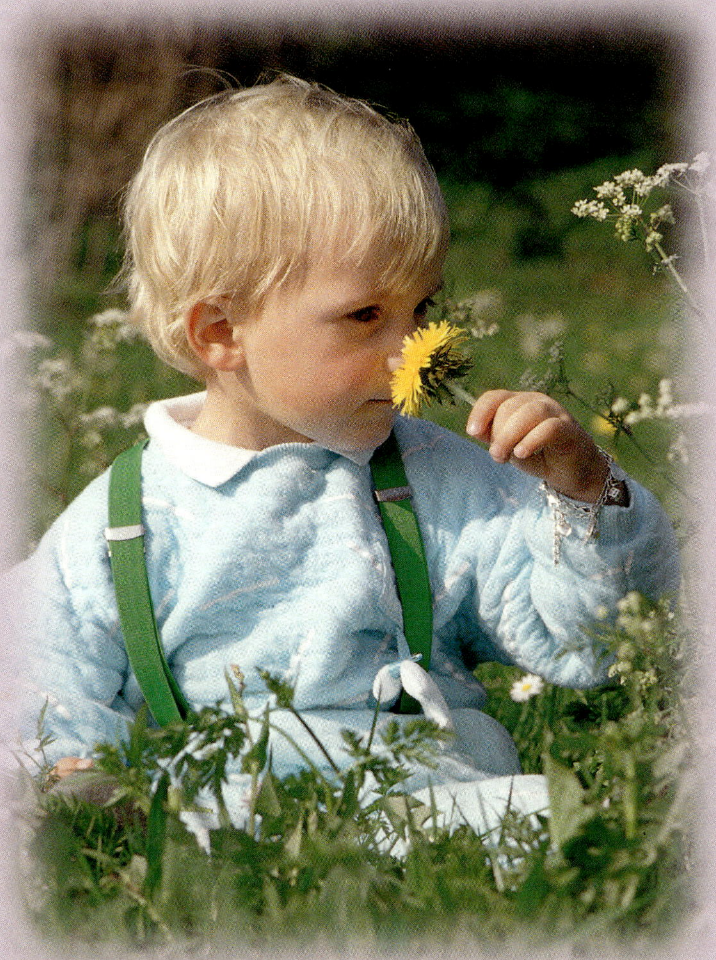

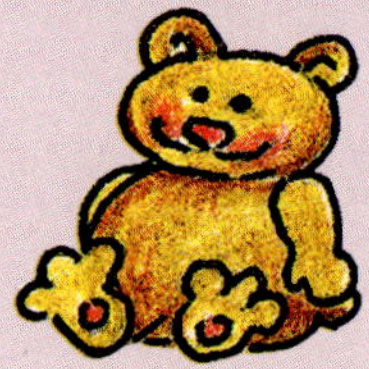

Ob ein Kind zu einem warmherzigen, offenen und vertrauensvollen Menschen mit Sinn für das Gemeinwohl heranwächst oder aber zu einem gefühlskalten, destruktiven, egoistischen Menschen, das entscheiden die, denen das Kind in dieser Welt anvertraut ist, je nachdem, ob sie ihm zeigen, was Liebe ist oder aber dies nicht tun.

„Überall lernt man nur von dem, den man liebt", hat Goethe einmal gesagt, und dann muß es wohl wahr sein.
Ein Kind, das von seinen Eltern liebevoll behandelt wird und das seine Eltern liebt, gewinnt dadurch ein liebevolles Verhältnis zu seiner Umwelt und bewahrt diese Grundeinstellung sein Leben lang.

Astrid Lindgren in ihrer Rede
zur Verleihung des Friedenspreises
des Deutschen Buchhandels 1978

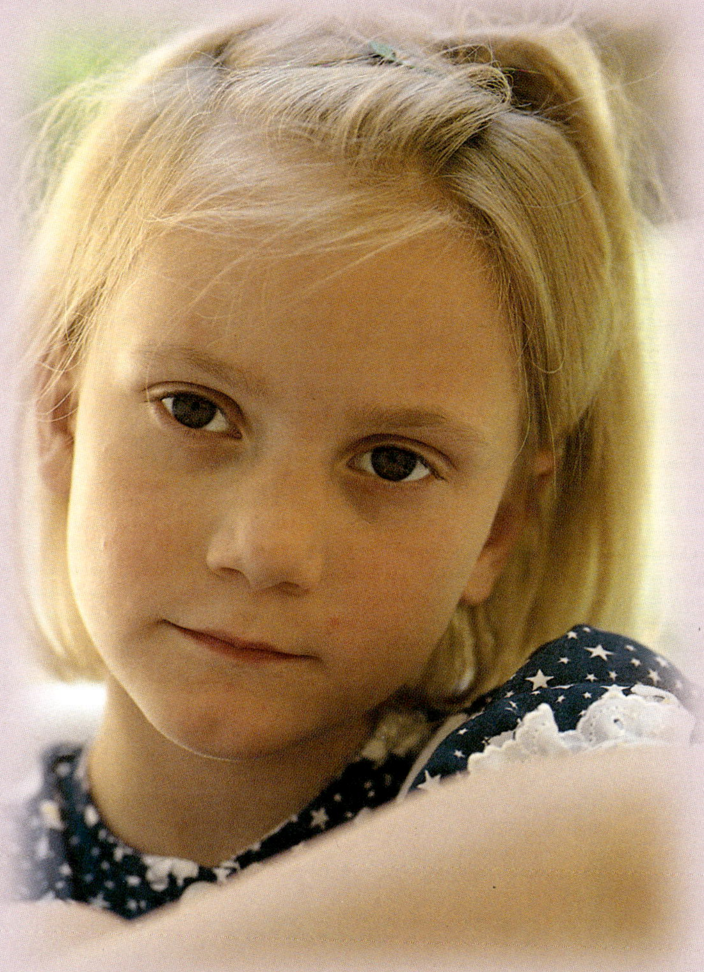

Für meinen Sohn Elias

Quellennachweis

Khalil Gibran
Von den Kindern. Aus: Khalil Gibran, Der Prophet.
© 1973 Walter Verlag, Zürich/Düsseldorf

Reiner Kunze
Kinderzeichnung. Aus: Reiner Kunze,
Gespräch mit der Amsel. © S. Fischer Verlag GmbH,
Frankfurt am Main, 1984

Peter Maiwald
Was ein Kind braucht. © Peter Maiwald, Düsseldorf

Hans Manz
Katharina. © Hans Manz, Zürich

Joachim Ringelnatz
Kindersand. Aus: Joachim Ringelnatz.
Das Gesamtwerk in sieben Bänden.
Copyright © 1994 by Diogenes Verlag AG, Zürich

Bettina Wegner
Kinder. © Bettina Wegner, Berlin

Die Deutsche Bibliothek – CIP-Einheitsaufnahme

Na sowas! : herzlichen Glückwunsch zur Geburt
/ mit Fotogr. von Ralph Wagner – Augsburg :
Pattloch, 1999
ISBN 3-629-00790-2

Gedruckt auf chlorfrei gebleichtem Papier.

Pattloch Verlag, Augsburg

Einbandgestaltung: Daniela Meyer, Pattloch Verlag unter Verwendung eines Fotos von Mauritius/AGE, Mittenwald
Textauswahl: Wolfgang Schuster-Ruf
Innengestaltung: Georg Lehmacher, Friedberg (Bay.)
Reproduktion: Repro Ludwig, A-Zell a. See
Druck und Bindung: Druckerei Uhl, Radolfzell
Printed in Germany

ISBN 3-629-00790-2